QUELQUES CONSIDÉRATIONS

SUR LA

PNEUMONIE TYPHOÏDE

ET SUR LA

PNEUMONIE LOBAIRE

qui peut précéder la fièvre typhoïde ou survenir à son début.

PAR

A. VEIL

DOCTEUR EN MÉDECINE DE LA FACULTÉ DE PARIS

Ancien externe des hôpitaux.

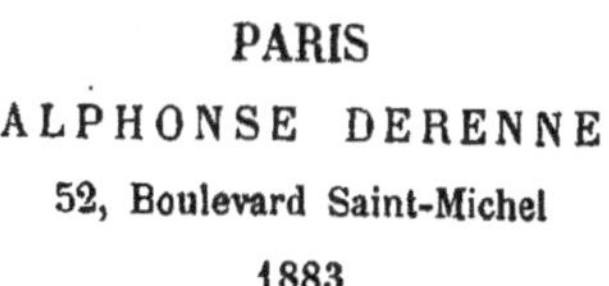

PARIS

ALPHONSE DERENNE

52, Boulevard Saint-Michel

1883

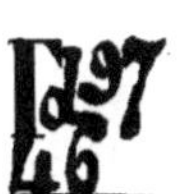

QUELQUES CONSIDÉRATIONS

SUR LA

PNEUMONIE TYPHOÏDE

ET SUR LA

PNEUMONIE LOBAIRE

qui peut précéder la fièvre typhoïde ou survenir à son début.

PAR

A. VEIL

DOCTEUR EN MÉDECINE DE LA FACULTÉ DE PARIS

Ancien externe des hôpitaux.

PARIS

ALPHONSE DERENNE

52, Boulevard Saint-Michel

1883

A MA FAMILLE

A MES AMIS

A TOUS MES MAITRES

A MON PRÉSIDENT DE THÈSE

M. LE PROFESSEUR PETER

Médecin de l'hôpital de la Charité.

Membre de l'Académie de médecine.

QUELQUES CONSIDÉRATIONS

SUR LA

PNEUMONIE TYPHOÏDE

ET SUR LA

PNEUMONIE LOBAIRE

qui peut précéder la fièvre typhoïde ou survenir à son début.

INTRODUCTION

Ce n'est pas sans une certaine hésitation que nous nous sommes décidé, dans une thèse inaugurale, brève et modeste, à aborder un sujet sur lequel il a été beaucoup discuté.

Nous n'avons pas la prétention de jeter un nouveau jour sur cette intéressante question ; nous ne voulons pas faire une étude complète de la pneumonie à forme typhoïde, ni de la pneumonie lobaire qui peut précéder la fièvre typhoïde ou survenir à son début.

Ce travail a été accompli dans la thèse de M. Floquet,

(de la pneumonie typhoïde, 1879) et dans celle de M. Gallissart de Marignac, (Contribution à l'étude clinique de la pneumonie lobaire survenant dans le cours de la fièvre typhoïde, 1881).

Nous nous contenterons d'ajouter aux observations que nous possédons, celles qui nous ont paru intéressantes dans les thèses de MM. Floquet et de Marignac, et celles qui ont été publiées dans ces derniers temps.

Nous nous bornerons ensuite à faire une esquisse rapide des symptômes et de la marche de ces deux sortes de pneumonie, et nous terminerons en tirant de nos diverses observations, les déductions immédiates qu'elles comportent, sans entrer dans des discussions hors de notre cadre, et voulant faire aussi peu, nous espérons pouvoir compter sur la bienveillance de nos juges.

Qu'il nous soit permis ici d'exprimer à tous nos maîtres, la reconnaissance que nous leur devons. Nous remercierons, en même temps, M. le professeur Peter, pour l'honneur qu'il nous a fait en acceptant la présidence de cette thèse.

CHAPITRE I

DE LA PNEUMONIE A FORME TYPHOÏDE.

Définition. — La pneumonie typhoïde est une forme de pneumonie caractérisée par des symptômes généraux graves, semblables à ceux qu'on rencontre dans la dothiénentérie.

Symptômes. — Le début de la pneumonie à forme typhoïde est très variable. Elle est précédée souvent de prodromes dont la durée peut être de plusieurs jours à plusieurs semaines. Dans la plupart de nos observations, ces prodromes ont consisté, en malaise général, en courbature dans les jambes et dans les reins, en vertiges.

Chez presque tous nos malades, nous avons rencontré une prostration des forces absolue, une langue sèche quelquefois tremblotante ; chez quelques-uns, des épistaxis et de la diarrhée.

A la suite de ces symptômes précurseurs, surviennent invariablement un frisson et les signes locaux d'une pneumonie.

Quelquefois il a été impossible de déterminer aucun symptôme du côté de l'appareil respiratoire, et la pneumonie se présente avec tout le cortège symptomatique qui accompagne une fièvre typhoïde.

Dans presque tous les cas, le système nerveux de nos malades a été plus ou moins touché : le délire, les convulsions, le coma ont rarement manqué. On constate en outre, une prostration extrême des forces, de la stupeur, quelquefois de l'incontinence d'urine et des matières fécales, une langue sèche et noirâtre, un abdomen plus ou moins ballonné. Il y a de la diarrhée avec selles bilieuses et quelquefois involontaires.

Les malades répondent difficilement aux questions qu'on leur pose, leur mémoire est diminuée, leur regard est fixe, l'hébétude est un symptôme constant. On peut trouver des contractions fibrillaires des muscles et de la face, à un tel point que dans maintes de nos observations on aurait pu songer à une méningite aiguë.

Du côté de l'appareil circulatoire: le pouls est faible, petit, parfois intermittent, quelquefois il ne présente pas de caractères bien nets ; on compte de 100 à 120 pulsations.

Du côté de l'appareil respiratoire : la dyspnée dans presque toutes nos observations paraît être assez forte.

Parfois l'oppression n'est pas en rapport avec la phlegmasie pulmonaire ; le point de côté semble être plus diffus, moins intense que dans la pneumonie franche, la toux est rare, les crachats, quand ils existent, ont souvent les caractères de ceux de la pneumonie fibrineuse ; ils sont visqueux et colorés.

Les signes donnés par la percussion et l'auscultation ne sont pas toujours très marqués. Il semble que dans quelques cas l'hépatisation au début reste centrale, et qu'elle soit lente à se manifester. On perçoit de l'affaiblissement du murmure vésiculaire, ou bien des bouffées de râles crépitants, souvent un souffle plus ou moins rude, quelquefois de la broncho-égophonie.

Le passage de l'hépatisation rouge à l'hépatisation grise, d'après M. le professeur Lépine, est rapide.

La fièvre se maintient avec une intensité continue, pendant dix à quatorze jours et plus, la défervescence se fait rarement par une chute brusque et critique.

Marche, durée, terminaison. — La marche de cette affection est régulière; après s'être maintenue quelque temps à la période d'état, elle tend à diminuer comme elle s'est accrue, en escalier. Sa durée varie de huit à quinze jours. Elle est subordonnée à l'intensité des phénomènes généraux et à l'état des lésions locales. Si la maladie doit aboutir à une fin heureuse, on observe une diminution progressive dans les accidents les plus graves.

Pronostic. — Le pronostic est toujours sérieux. Semblables aux fièvres typhoïdes graves, ces pneumonies à forme ataxo-adynamique, par leur température excessive pendant un certain nombre de jours, par la tendance qu'elles ont à se propager, par l'apparition d'un délire plus ou moins intense et de diarrhées abondantes; ces pneumonies, dis-je, doivent faire réserver le pronostic.

Diagnostic. — Le diagnostic offre quelquefois des difficultés insurmontables. Il est parfaitement impossible de diagnostiquer une fièvre typhoïde, quand on n'a pu apprécier un seul signe stéthoscopique, et qu'il n'y a ni point de côté, ni toux, ni expectoration. Les pneumonies compliquées de méningite, la granulie, ressemblent beaucoup aux pneumonies à forme typhoïde : je ne veux pas ici indiquer comment on fait le diagnostic de ces différentes affections.

CHAPITRE II

PNEUMONIE LOBAIRE PRÉCÉDANT LA FIÈVRE TYPHOÏDE OU SURVENANT A SON DÉBUT

Les faits qui ne laissent aucun doute sur l'existence d'une pneumonie lobaire au début d'une fièvre typhoïde ne sont pas fréquents ; car l'autopsie seule a pu confirmer le diagnostic et établir, d'une façon certaine, la possibilité d'une pneumonie au début de la dothiénentérie.

Chomel, dans ses cliniques sur la fièvre typhoïde, rapporte une observation, qu'il interprète comme une dothiénentérie développée au septième ou au huitième jour d'une pneumonie lobaire. Un certain nombre de nos observations de pneumonie du début de la fièvre typhoïde sont empruntées à l'ouvrage de M. Gallissart de Marignac qui a fait sur cette question une étude complète. Nous avons recueilli dans le *Lyon médical* deux autres observations : l'une rapportée par M. le professeur Lépine, l'autre publiée par M. le docteur Lannois.

Symptômes. — Dans la première des observations que nous signalons, le début de l'affection a été celui d'une pneumonie, on trouve le point de côté et le grand frisson caractéristiques ; on constate toutefois le ballonnement du ventre. A partir du quatrième jour, la température est au-dessus de 40°.

La température se maintient entre 39°,5 et 40°. L'autopsie a montré qu'il y avait à la fois pneumonie et fièvre continue. Dans l'observation II, il est difficile de fixer exactement le début de la pneumonie. La phlegmasie pulmonaire est parfaitement caractérisée, dès le cinquième jour, et à la fin de la première semaine s'est montrée une éruption de taches rosées lenticulaires. La température a été très élevée, au sixième jour elle arrivait à son maximum.

Dans l'observation de M. Raynaud, la pneumonie existe dès le septième jour. On remarque que dans ce cas le début est tout à fait celui d'une fièvre continue : la sensibilité du malade est très grande, son hébétude est manifeste.

Dans sa première observation V, M. le professeur Lépine, pense que la pneumonie ne serait survenue qu'au bout de quelques jours. D'après lui, la diminution considérable des signes sthétoscopiques dès le second jour de l'entrée du malade à l'hôpital, et la persistance des phénomènes généraux, montrent que la dothiénentérie était la maladie principale.

Il est vrai de dire que si la fièvre typhoïde a dans ce cas réellement existé, elle a été bien bénigne, puisque le malade, à partir du dixième jour, aurait pu commencer à manger. Comme symptômes de fièvre typhoïde, il n'a eu qu'une légère diarrhée, de l'abattement, un peu de douleur de ventre, sans éruption de taches rosées lenticulaires. Dans la deuxième observation VIII, de M. le professeur Lépine, la maladie a débuté par unfrisson, de la dyspnée, de la toux : ce n'est que vers le huitième jour de la pneumonie, que l'on constate des taches rosées sur l'abdomen. La diarrhée a persisté avec grande intensité durant toute la maladie.

Dans l'observation IX, de M. le docteur Lannois, le début de l'affection est absolument celui d'une fièvre continue. L'insomnie du malade est complète, sa langue est blanche et rouge sur les bords, l'appétit nul ; il existe de la diarrhée, du gargouillement de la fosse iliaque droite. On constate, en même temps, l'existence manifeste d'une pneumonie.

Dans l'observation X, de M. Fournier, ce n'est que lorsque la pneumonie était en pleine période de résolution que sont survenus tous les signes d'une fièvre continue bien caractérisée.

Marche, terminaison. — Dans toutes nos observations, nous remarquons que la maladie a débuté par des prodromes qui ont consisté en malaise, inappétence, diarrhée. Ces symptômes précurseurs ont duré quelques jours, puis est survenu un frisson suivi de point de côté, de toux et de dyspnée. La température est élevée, le malade a des vertiges, de la diarrhée, la rate a augmenté de volume et à l'auscultation il présente tous les signes physiques d'une pneumonie. Tantôt la maladie aboutit à la guérison, comme dans un cas de M. le professeur Lépine, et celui de M. Fournier, où l'on voit les signes de la pneumonie très amendés, dès la fin du premier septenaire. Tantôt la situation du malade s'aggrave, de plus en plus, et la mort survient.

Dans l'observation I, les signes de la lésion pulmonaire ont prédominé. Dans trois de nos observations, la mort est arrivée le huitième jour. Dans d'autres de nos cas, la mort est survenue rapidement. Le pronostic doit donc être considéré comme étant des plus graves.

Diagnostic. — Le diagnostic d'une pneumonie lobaire, se manifestant dans de telles conditions, présente quelques difficultés. A-t-on affaire à une pneumonie à forme typhoïde, ou à une fièvre continue, compliquée à son début de pneumonie? L'autopsie seule ainsi que la marche de la maladie peuvent vous permettre d'établir d'une façon certaine le diagnostic. On risque donc fort de faire erreur, en voulant poser immédiatement un diagnostic, lorsqu'on se trouve en face de l'une ou de l'autre de ces deux affections.

OBSERVATIONS DE PNEUMONIES TYPHOIDES

Observation I

(Recueillie par M. Süss, interne, dans le service de M. Labbé à la maison Dubois et empruntée à la th. de M. Floquet, pneumonie typhoïde 1879).

Le nommé X..., âgé de 27 ans, commerçant, entre à la maison Dubois le 11 janvier 1879. Ce jeune homme n'accuse aucune maladie antérieure, toutefois en l'interrogeant avec soin, on remarque qu'il tousse depuis assez longtemps, qu'il crache même assez abondamment et cela depuis un an. Mais il n'a pas maigri, n'a pas eu d'hémoptysie, pas de diarrhée, pas de sueurs nocturnes.

Le 8 janvier il fut pris d'un violent frisson, qui lui dura presque une demi heure. Il n'accuse pas de point de côté, mais, dit-il, une violente colique, qui lui entoure tout le ventre en ceinture; c'est là évidemment un point de côté à la base du thorax, à droite et à gauche. En même temps il fut pris d'une fièvre violente, et probablement du délire, car il ne se rappelle plus de rien. Il resta plusieurs jours dans cet état et fut amené à la maison Dubois le 11 janvier.

Nous le trouvons dans l'état suivant : la figure semble amaigrie, mais les pommettes sont légèrement rouges ; ce qui frappe c'est un état de prostration absolue.

La langue est noire, sale, fuligineuse sur sa face dorsale, rouge sur les bords, elle est le siège de tremblements continuels. L'appétit est nul ; la constipation opiniâtre depuis quelques jours. Sur la peau de l'abdomen il existe manifestement plusieurs taches rosées, lenticulaires. Température 39°,2.

A l'inspection du thorax on voit que la dyspnée est assez intense, mais que le côté droit respire plus difficilement que le côté gauche. La percussion montre une matité presque absolue dans les deux tiers inférieurs du poumon droit, quand on ausculte ce côté on entend des râles crépitants, peu abondants il est vrai.

L'examen de l'urine montre des traces d'albumine et beaucoup de phosphates.

Le 12. — Le malade est dans le même état ; mais il tousse davantage, et il a des crachats rutilants, adhérents au vase. Vésicatoire du côté droit, potion de Todd, bouillons.

Le 13. — Les jours suivants, l'état du malade semble resté stationnaire, la prostration a toutefois augmenté, ainsi que la toux, la température oscille entre 38°,6 le matin, et 40° le soir. — Le 13 janvier on a remis un vésicatoire au malade. — Le même jour apparaît un nouveau symptôme, la diarrhée avec des selles très abondantes, jaunes, fétides. — Cette diarrhée est facilement arrêtée en deux jours, le premier par du sous-nitrate de bismuth, et le deuxième par une potion laudanisee.

Le 15. — Au matin, le malade se sent soulagé et délire moins, la température qui, la veille au soir était à 38°,8, tombe à 37. La toux et les crachats restent les mêmes. La percussion fait percevoir la matité, par l'auscultation on entend les râles crépitants de retour.

Le 17. — Le malade demande à manger, on lui donne une alimentation très légère.

Les jours suivants, les signes stéthoscopiques se modifient de la façon suivante : les râles crépitants deviennent de plus en plus rares et sont remplacés par des râles humides ; les crachats sont jaunes, épais, mais nullement nummulaires, ils sont noyés dans des crachats spumeux. — Les renseignements fournis montrent qu'il en existe de pareils depuis fort longtemps.

Le 20. — Le malade se sent de mieux en mieux, il mange très bien ; son sommeil est normal.

Les urines sont abondantes et chargées de sels, mais il n'y a pas trace d'albumine.

Les râles crépitants ont disparu ; sonorité presque complète dans les deux côtés du poumon. Il existe quelques râles muqueux à gauche et à droite, mais très gros ; il est facile de voir que c'est le restant d'une bronchite antérieure à la maladie actuelle, pouvant être considérée comme atténuée par la complication pulmonaire.

Le malade peut être considéré comme guéri de sa pneumonie.

Observation II.

Recueillie par M. Süss dans le service de M. Labbé, et empruntée à la thèse de M. Floquet.

Le nommé X, domestique, âgé de 30 ans, entré le 11 janvier 1879 dans cet hôpital, présentait depuis une quinzaine de jours des prodrômes assez semblables à ceux d'une fièvre continue : céphalalgie légère, courbature, constipation, épistaxis.

Toutefois il dormait assez bien et son sommeil n'était interrompu que par quelques rêvasseries.

L'appétit, sans être aussi bon que d'habitude, n'avait pas disparu d'une façon absolue.

Il n'avait pas de fièvre, car il ne ressentait pas de chaleur exagérée, ni de soif vive. Il a constaté plutôt quelques petits frissons vers le soir.

Il continua néanmoins son travail jusqu'au dimanche.

5 janvier. — Ce jour-là il était sorti pour se promener, mais un malaise plus violent que les jours précédents le fit rentrer vers cinq heures du soir. Il eut à peine la force de remonter dans sa chambre, et au moment d'y entrer il se sentit pris d'un frisson d'une violence extrême ;

mais il ne peut préciser exactement la durée. A ce moment il eut extrêmement chaud et tomba dans une prostration telle que ses souvenirs sont peu précis à partir de ce moment. Il se rappelle toutefois qu'il eut le lendemain la visite d'un médecin, auquel il se plaignit d'une vive douleur dans le côté droit, avec irradiation vers la région lombaire et l'épigastre : il toussait. Le praticien lui fit appliquer un emplâtre de thapsia sur le côté droit de la poitrine. Il resta dans le même état depuis mardi jusqu'au samedi 11 janvier, jour de son entrée à la Maison municipale de santé où nous le trouvons couché au n° 6 du premier service des hommes.

Le 12. — La première chose qui frappe, c'est un état de prostation considérable, et une violente dyspnée. Toutefois cette prostration n'est pas telle qu'il ne nous ait pu fournir sur ses antécédents les renseignements que nous venons de donner.

A l'examen de la poitrine, on voit que le côté droit fonctionne trés peu ; le gauche se dilate amplement et fréquemment. Par la palpation on sent les vibrations, un peu mieux du côté droit que du côté gauche La percussion révèle une matité absolue de la partie moyenne de la région latérale thoracique droite, au sommet et à la base, la percussion donne un bruit presque aussi sonore que du côté sain.

L'auscultation permet de constater du côté droit, et dans le lobe moyen de la bronchophonie incontestable : au sommet du même côté quelques râles muqueux ; la base et toute la partie gauche présentent un murmure vésiculaire normal. Le malade tousse de temps en temps d'une toux absolument sèche, sans expectoration aucune.

La langue est rôtie, sèche, noire sur la face dorsale, rouge sur les bords ; l'appétit est nul. Constipation opiniâtre, T. 41°,5 le soir prise dans l'aisselle. La chaleur et l'acide nitrique rendent visible dans son urine une quantité appréciable d'albumine.

Son intelligence est bien conservée, il n'y a pas de délire. Traitement : Vésicatoire à la partie moyenne du côté droit. Potion de Todd. Vin de Bagnols étendu d'eau. Bouillon.

Le 13. — La situation est un peu améliorée, quoique les signes thoraciques soient les mêmes, quoique la langue soit moins sèche et moins râpeuse. T. 40° au matin. Lavement, même médication. Le soir, le malade va moins bien, la langue est redevenue sale ; le lavement n'a produit qu'une petite selle dure ; le ventre est un peu douloureux. Le 14 janvier, même état le matin. Un peu d'agitation nocturne, mais sans délire. Les signes stéthoscopiques sont moins accusés, la bronchophonie et le souffle tubaire existent moins nettement et sont toujours limités au lobe moyen du poumon droit ; la matité est absolue.

Le 18. — Le malade est resté les jours précédents dans un état à peu près stationnaire. Un seul signe s'est modifié d'une façon heureuse, la température a baissé d'un degré et demi, mais se maintient encore à 39°. Le jeune homme se sent soulagé ; il ne prend encore que des bouillons et des potages. La dyspnée est encore grande, la matité absolue existe du côté droit, peu de toux, quelques râles de retour, pas de crachats.

Le 22. — Le malade prend une alimentation légère depuis peu de jours, il dort assez bien, la température continue sa marche progressive vers la normale.

Les jours suivants les symptômes s'amendent tous ; l'appétit devient excellent, le malade reprend des forces et peut être considéré comme guéri vers la fin de janvier. Toutefois il est encore très maigre. Il existe encore un peu d'obscurité du son à la percussion du poumon droit, qui exige de grands ménagements, et peut-être un point d'interrogation pour le pronostic.

Observation III

Empruntée à la thèse de M. Floquet.

Michel, soldat au 3° zouave, entre à l'hôpital Saint-Martin le 15 avril 1875. Depuis quelques jours cet homme avait ressenti du malaise, de la courbature et une céphalalgie intense. Sa physionomie exprime l'hébétement. La langue et les gencives sont couvertes de fuliginosités. Anorexie complète.

A son entrée, 15 avril, la température marque 40°,8 ; pouls 127 ; R. 26.

16 avril au matin. — T. 41°,1 ; pouls 130 ; R. 20. Le soir T. 41° ; P. 124, R. 22. L'examen de la poitrine ne présente rien d'anormal. On ne constate aucune douleur, aucun gargouillement dans la fosse iliaque droite.

17 avril. — Toux sans expectoration ; langue sèche. Le malade est en plein délire ; il gesticule des pieds et des mains d'une façon désordonnée ; il se lève et court comme un fou furieux dans la salle. T. 41°,2 ; P. 130, R. 23.

18 avril. — Abattement extrême, le malade est tranquille, pâle, cyanosé. Il succombe dans le coma vers 2 heures du matin.

Autopsie. — Cavité thoracique. Plèvre gauche ; épanchement abondant, citrin, verdâtre, louche, d'environ 2 à 3 litres. Toute la plèvre est recouverte par un exsudat fibrineux blanc verdâtre, tomenteux, villeux, épais de 3 à 4 millimètres, s'enlevant facilement de la surface du poumon, s'en détachant par de larges et longues languettes.

Poumon gauche : le poumon n'est pas refoulé ; il est adhérent au diaphragme, adhérent aussi par sa face interne au médiastin. La plèvre en ce point est le siège de nombreuses vascularisations. A sa base et en arrière, le poumon est très adhérent aux parois costales à tel point qu'on le déchire en voulant l'enlever. Il en reste des morceaux très adhérents à la plèvre costale. Le volume du poumon gauche est normal. Le lobe supérieur crépite dans toute son étendue, ne présente pas de tubercules, pas de congestion, pas de noyaux de pneumonie ; est seulement un peu ramolli et friable.

Un peu de pleurésie interlobaire entre le lobe supérieur et le lobe inférieur. Le lobe inférieur ne crépite plus ; il est dur, ferme ; sa surface est couverte par l'exsudat sus-mentionné ; quand celui-ci est enlevé (par longues lamelles) on trouve au-dessous la surface du poumon normale.

A la coupe, le lobe inférieur présente toutes les lésions de la pneumonie des 2e et 3e degré. La coloration de la coupe est rouge sombre, son aspect granuleux, et par le râclage on obtient un liquide épais et rose.

Dans sa partie antérieure il est à la 3e période. Aspect d'un gris rosé. A la coupe il n'existe plus de granulation. Par le râclage on obtient un liquide crémeux.

Des fragments pris dans les différents points tombent au fond de l'eau. La surface et l'intérieur du poumon sont parsemés de petits infarctus mélaniques, de points d'un gris noirâtre et d'un volume variable. Il existe en outre une bronchite intense ; la muqueuse des bronches est rouge, villeuse, très-épaissie.

Plèvre et poumon droits. — La plèvre droite est saine, il existe pourtant au sommet quelques adhérences molles de tissu cellulaire pur.

Le poumon droit crépite dans toute son étendue. A la coupe il montre seulement un peu de congestion. En le pressant on fait sourdre une notable quantité de matières spumeuses. Il surnage.

Ganglions péri-bronchiques. — Ils sont de grosseur normale et contiennent un notable quantité de pigment. Au milieu d'eux on en trouve un en dégénérescence crétacée.

Péricarde. — Le péricarde contient un peu d'épanchement citrin, légèrement louche. La face gauche du péricarde est notablement vascularisée.

Cœur. — Le cœur est de volume normal. Il est en systole. Sur sa face antérieure, sa pointe et ses côtes on voit de nombreuses traînées graisseuses.

A la coupe, les ventricules ont leur épaisseur normale, le sang a une couleur noirâtre foncée.

Ventricule droit. — Il est rempli de caillots noirs, couleur de gelée de mûres, imbriqués dans les valvules, se continuant dans l'artère pulmonaire. La valvule est saine et normale. L'oreillette droite est remplie de caillots blancs fibrineux.

Ventricule gauche. — Il présente aussi un caillot allongé fibrineux, blanchâtre, se continuant dans l'aorte.

Ganglions mésentériques. — Par le fait de leur infiltration ils sont ramollis, friables et augmentés de volume, de plus ils ont une teinte mélanique.

Rate. — Elle est ramollie, pigmentée et a presque triplé de volume.

Foie. — Le foie présente aussi un gonflement assez sensible.

Aucune lésion dans l'estomac et dans l'intestin. Rien d'anormal dans le cerveau et ses enveloppes.

Observation IV

Clinique médicale de Bernheim, et empruntée à la th. de M. Floquet.

Lafaye (Jean-Baptiste), maçon, 18 ans, entre le 26 mai 1875 à Saint-Charles. Depuis huit jours il a du malaise, de la courbature, de la toux, de l'expectoration, il y a trois jours seulement, il a un frisson et un point de côté à droite.

A son entrée, le 26 mai, troisième jour, au soir, T. 39°,5, P. 92, R. 28; face injectée, expression hébétée; dit avoir craché un peu de sang hier. Le 27 mai, quatrième jour, matin : T. 39°8; P. 100; R. 24; on constate a l'examen du thorax en avant, sonorité normale; en arrière, submatité dans la fosse sus-épineuse; à partir de l'angle de l'omoplate jusqu'en bas, son tympanique, diminution considérable du bruit respiratoire à la base; souffle avec retentissement de la voix, sans râles, dans les fosses sus et sous-épineuses du même côté, pneumonie du sommet droit. Traitement : kermès 0,20, 20 ventouses sèches et 6 scarifiées.

Soir : T. 39°,2; P. 116; R. 28.

1er juin. — Idem, son aigu non tympanique au niveau du premier et du deuxième espace intercostal antérieur; son aigu tympanique au troisième espace; souffle et râles sous-crépitants en avant; en arrière mêmes symptômes que les jours précédents, expectoration comme une solution de gomme; hébétude; urines involontaires.

2 juin. — Dixième jour : température toujours élevée, 39°,2. P. 84; R. 36; le malade a eu une selle involontaire et deux selles volontaires diarrhéiques, urines volontaires, subdélirium; épistaxis abondant hier; ce matin face congestionnée, langue chargée, un peu de surdité, vertige, bourdonnements; au thorax, mêmes symptômes,

son mat aigu aux premier et deuxième espaces intercostaux droits en avant, avec souffle et râles crépitants, son tympanique et bruit.

3 juin. — Onzième jour : T. 38°,4 ; P. 80 ; R. 36 ; pas encore de défervescence ; toutefois, la physionomie est meilleure, plus de diarrhée ni d'urines involontaires ; sous la clavicule droite et au deuxième espace, son tympanique aigu, au quatrième, son tympanique grave, peu de souffle en avant, mais râles sous-crépitonts abondants ; en arrière, souffle et peu de râles.

Le 4 juin au matin la température est à 37° ; mais le soir elle se relève vers 39°,8 et c'est seulement le 5 juin, treizième jour de la maladie, que la défervescence définitive a lieu ; la convalescence est troublée par des retours de température élevée ; le 26 juin la température s'élève à 38°,6, à cette époque on constate que le souffle a disparu ainsi que les râles ; la respiration conserve seulement de la rudesse à droite. Le malade a bon appétit.

Observation V

Clinique médicale de Bernheim et empruntée à la thèse de M. Floquet.

Deville (Charles), 19 ans, brossier, entre à Saint-Charles le 26 mars. D'une bonne constitution, il a depuis sept jours de la toux, de l'inappétence, du malaise il y a trois jours frisson et point de côté à gauche.

État actuel, 26 mai soir, troisième jour : T. 40°, P. 112, R. 46 ; face injectée, langue chargée, crevassée, sonorité pulmonaire plus claire en avant et à gauche ; en arrière submatité à la base, râles sous-crépitants, souffle tubaire (ventouses sèches et 8 scarifiées ; kermès 0,20).

28 mai, cinquième jour. — Langue sèche, rouge ; 3 selles diarrhéiques hier ; mêmes symptômes physiques (suppression du kermès).

29 mai, sixième jour. — Abattement considérable ; expectoration visqueuse ; 5 selles diarrhéiques (lavement d'amidon).

30 mai, septième jour. — Défervescence. T. 38°. Le malade a déliré une partie de la nuit ; a voulu se lever ; 7 selles diarrhéiques,

purée de pois dans les 24 heures ; à partir de l'angle de l'omoplate gauche, jusqu'en bas, matité et souffle nasonné, légère égophonie (épanchement pleurétique peu abondant. La défervescence reste incomplète ; le soir, il y a encore 38°, la diarrhée disparaît le 2 juin ; le 10 juin, la température s'élève à 39°,3 ; l'appétit reste médiocre ; le 21 juin le malade quitte l'hôpital ayant encore les signes d'un épanchement peu abondant.

Observation VI

Clinique médicale de Bernheim et empruntée à la thèse de M. Floquet.

Claude (Jean-Pierre), 56 ans, tailleur, habite Nancy depuis le 15 avril, entre le 15 mai 1874 à l'hôpital. Se dit malade depuis cinq semaines ; mais depuis quinze jours seulement il ne peut plus travailler et a de l'inappétence, on l'a trouvé couché sur la place Stanislas ; il dit avoir été chassé de son logement, parce qu'il avait gâté son lit. A son entrée, le soir T. 48°, P. 100, R. 24.

Le lendemain à la visite, T. 40°,3, P. 80, R. 20 ; somnolence d'où on peut le tirer en l'interrogeant ; il comprend les questions, mais ses réponses sont vagues et contradictoires, il se plaint de douleurs dans le flanc gauche depuis quatre jours ; l'examen des organes est négatif. On ausculte et percute sans rien découvrir d'anormal. Soir, T. 40°,8, P. 84, R. 30.

17 mai. — T. 39°6 ; P. 76 ; R. 40. La respiration accélérée ce matin appelle de nouveau l'attention sur la poitrine. On découvre une matité complète dans les fosses sus et sous-épineuses gauches jusqu'à l'angle de l'omoplate et à l'auscultation du souffle et des râles crépitants ; à la base, absence presque complète du bruit vésiculaire, à droite dans la fosse sus-épineuse, submatité et respiration soufflée, pas d'expectoration ; ventre bouffi, gargouillant ; constipation depuis son entrée, langue blanchâtre, rétention d'urine, 1340 grammes d'urine acide dans la vessie, densité 1,018 contenant 36 grammes d'urée

et 2,47 d'albumine. Le malade répond assez bien aux questions (pneumonie typhoïde). Soir, T. 39° ; P. 84 ; R. 30.

18 mai. — T. 38°,4 ; P. 72 ; R. 28. Même état général et local. Soir, T. 39°,2 ; P. 80 ; R. 32.

19 mai. — T. 39 ; P. 80 ; R. 40 ; elles involontaires, teinte subictérique des conjonctives ; délire, rétention d'urine ; ventre ballonné, peu sensible à la pression, râles trachéaux à distance ; matité occupant toute la hauteur en arrière et à gauche, avec souffle intense et râles. Mort le 20 mai.

Autopsie. — Œdème sous-pleural avec fausse membrane sur le lobe supérieur du poumon gauche ; hépatisation de ce lobe qui est rouge foncé, résistant, compacte, plonge dans l'eau ; à la coupe, coloration jaunâtre uniforme, petites bronches remplies de filaments ramifiés, élastiques, qui peuvent se poursuivre dans les grosses bronches et dans les ramifications fines ; elles sont constituées par de la fibrine et de l'épithélium, dans le poumon droit, au sommet, noyau d'hépatisation du volume d'un œuf. Engouement des deux bases. Il y a 150 grammes de sérosité sanguinolente dans le péricarde ; cœur friable et mou, absence de lésions vasculaires, mais plaques athéromateuses dans l'aorte ; foie volumineux, gras, friable ; rate volumineuse, assez ferme, reins très congestionnés, volumineux, friables ; absence de lésions intestinales, pas de lésion intra-crânienne.

Observation VII

(Tirée des leçons cliniques de M. Bernheim et empruntée à la th. de M. Floquet).

Coquart (Jean) 26 ans, cultivateur, entre à Saint-Charles le 27 février 1874, sort de prison, se disant malade depuis trois jours, après avoir été toujours bien portant. D'après les renseignements pris à la maison d'arrêt, cet homme, habituellement sournois, à intelligence déprimée, très-vorace, ne mangeait plus dans les quinze derniers jours et restait couché derrière le fourneau. Les trois derniers jours on le mit à l'infirmerie, où le Dr Lemoine diagnostiqua une fièvre typhoïde, et le malade fut envoyé à l'hôpital.

A son entrée, 27 février, soir : T. 40°,5 ; P. 132 ; R. 28. Le 28 février au matin : T. 40°,5 ; P. 120 ; R. 18. Le malade dit avoir des vertiges et mal partout ; il ne donne aucun renseignement, bien qu'il semble comprendre toutes les questions, il répond à peine. Face pâle, hébétée, langue blanche au milieu, rouge sur les bords. Clignement continuel des yeux ; les deux globes oculaires se dirigent le plus souvent en dehors et en haut. Secousses musculaires de la face, pas de grincements de dents, pas de contracture. Les pupilles se contractent bien, mais la droite est un peu plus dilatée ; vision bonne. Le malade mange très peu, refuse tout espèce de médicament, dit que c'est du mauvais butin, regarde en l'air comme s'il avait des hallucinations de la vue, respiration calme ; on ne découvre rien d'anormal, ni du côté de la poitrine, ni du côté de l'abdomen.

28 février. — T. 40°,5 ; P. 120 ; R. 16. Le soir : T. 40°,4 ; P. 120 ; R. 24. Même état, a eu une selle solide hier.

1er mars. — T. 40°,8 ; P. 120 ; R. 24. Pas de selle depuis avant hier. Ventre plat, sans tache rosée, gargouillement. Pas de symptôme du côté de la poitrine. Même état cérébral. Reste assez calme, rêveur et parle peu. Le soir : T. 41°,1 ; P. 128 ; R. 20. Dans la nuit le malade se lève et marche dans la salle, il a une selle liquide involontaire.

2 mars. — T. 41° ; P. 124 ; R. 20. Tousse sans expectoration, toujours mouvements singuliers des yeux, gargouillement dans la fosse iliaque droite. Le malade délire dans la journée, urine sur le plancher, lance des coups de pied à l'infirmier, a des selles et urines involontaires, crie et chante la nuit.

3 mars. — T. 40°,5 ; P. 120 ; R. 26. Même aspect, regard vague, haleine fétide, langue blanche, poisseuse, le diagnostic de fièvre typhoïde dans le cours du troisième septenaire semble confirmé. Traitement : sulfate de quinine, 1 gramme.

4 mars. — T. 39°,8 ; P. 128 ; R. 28. Langue sèche, jaunâtre, amaigrissement, gargouillement dans la fosse iliaque droite, regard

baineux. S'est encore levé dans la nuit, a uriné contre le mur, a moins crié que la nuit précédente. A l'examen de la poitrine, on constate un affaiblissement général du bruit vésiculaire, surtout en arrière et à gauche. Soir : T. 40°,2; P. 140 ; R. 48. A pris 1 gramme de quinine en une fois dans la matinée.

5 mars. — T. 39°,4; P. 140; R. 32. Dans la nuit, délire agité, selles et urines involontaires. Langue rouge et sèche. Adynamie, agitation des yeux divergents. Dans les poumons affaiblissement du bruit vésiculaire et submatité. Dans les bases expiration soufflée vers les omoplates. Abattement considérable.

6 mars. — Abattement extrême, le malade est tranquille, pâle; respiration laborieuse. Succombe à une heure.

Autopsie. — Dans le péricarde, quelques cuillerées de sérosité liquide; cœur mou, friable, sans altération valvulaire. Sang noir, sirupeux, sans caillots, dans les cavités. Au microscope, on constate que les globules rouges sont crénelés et accolés par leurs bords; il y a, de plus, une augmentation notable de globules blancs. Les plèvres ne renferment pas de liquide. Le poumon droit ne présente qu'un peu de congestion à la base, le lobe inférieur du poumon gauche offre une consistance très dure, il est compacte, homogène, grisâtre, plongeant dans l'eau ; à la coupe, il s'écoule de toutes les petites bronches une grande quantité de spumosité purulente. Foie volumineux, très gras. Rate volumineuse et friable. Absence complète de lésion intestinale et d'engorgement des ganglions mésentériques. La substance corticale des reins présente un léger degré de dégénérescence graisseuse. Le cerveau, sauf une injection assez prononcée des méninges et un état sablé, n'offre rien de particulier, pas d'épanchement sous-arachnoïdien et ventriculaire.

Observation VIII

Tirée des leçons cliniques de M. Bernheim et empruntée à la thèse de M. Floquet.

Staas (Georges), domestique à Nancy, 17 ans, entre à l'hôpital

Saint-Charles, le 26 décembre 1873. D'une bonne constitution, sanguin, sans maladie antérieure, il est malade depuis le 18 décembre, il a eu du malaise, de la courbature dans les jambes et dans les reins, de l'angine, de l'enrouement, des vertiges, de l'insomnie et de la gêne dans la respiration. Dans la nuit du 22 au 23 décembre, il eut un frisson suivi de chaleur sans point de côté, toux sèche, sans expectoration. Le malade ne s'est couché que le 25 décembre. Le 26 décembre, il commence à expectorer et a de la diarrhée, le soir il a 40°,6, 132 pulsations et 55 R.

27 décembre (6e jour commençant le soir). — T. 39°,8; P. 120; R. 24. Face congestionnée, coloration rouge beaucoup plus vive du côté de la joue droite, langue blanchâtre, érythème sur le thorax, produit par l'application d'un sinapisme, le malade a eu une épistaxis aujourd'hui. A l'examen de la poitrine, le matin, on constate seulement un son tympanique au tiers moyen et postérieur gauche; des ronchus graves disséminés partout et couvrant le bruit vésiculaire, de l'expiration légèrement soufflée dans les régions interscapulaires, le ventre est souple et indolore. Traitement : application de vingt ventouses sèches.

Vers 3 heures et demie, le malade a une hémoptysie, 160 gr., de sang pur ; il continue à expectorer des crachats sanglants, il a vomi un lombric dans la journée.

A 5 heures, T. 40°.6 ; P. 144 ; R. 32. Pouls très mou ; on constate : matité complète au quart inférieur et postérieur droit, avec râles sous-crépitants et souffle nasonné ; râles secs disséminés dans les 2 poumons, traitement : saignée de 150 grammes. Le pouls se relève un peu pendant la saignée. Cinq minutes après, T. 39°,7 ; P. 120 : R. 36 ; quatre heures après, neuf heures du soir : T. 39°,7; P. 108; R. 20 : frissonnement ; nuit tranquille.

28 décembre. — Septième jour : T. 39°,9; P. 112; R. 24. A eu deux selles diarrhéiques, se plaint de douleur dans le flanc droit; langue brunâtre; crachats toujours sanglants. On constate, au thorax et à droite, un son élevé et un peu tympanique dans la fosse sous-épineuse, commençant à deux travers de doigt au-dessus de l'an-

gle de l'omoplate ; au quart inférieur souffle, râles sous-crépitants, broncho-égophonie, souffle au creux de l'aisselle ; à gauche, sonorité normale ; râles secs. Traitement : acétate de plomb, 5 centig., extrait d'opium, 1 centig., 4 pilules semblables.

Le soir : T. 39, 9 ; P. 124 ; R. 28, traitement : 8 ventouses scarifiées.

29 décembre. — Huitième jour : T. 40°,2 ; P. 124 ; R. 28. Dans la fosse sous-épineuse droite, son plus aigu et plus vide, au-dessous son aigu mais tympanique, tout à fait à la base, la tonalité s'abaisse ; dans toute la hauteur souffle broncho-égophonique, indic d'une mince nappe d'exsudat liquide. Soir : T. 40°,6 ; P. 124 ; R. 32. Expectoration couleur jus de pruneau, nuit calme.

30 décembre. — Neuvième jour : T. 36°,1 ; P. 84 ; R. 24. Défervescence complète ; a eu dans la nuit des sueurs abondantes, a uriné depuis hier matin environ 3 litres ; expectoration catarrhale claire jaune olive. Le malade se trouve bien et respire facilement. Langue légèrement noirâtre ; à l'examen du thorax, en avant, inspiration normale, râles secs à l'expiration ; en arrière, submatité dans les fosses sus et sous-épineuses droites ; à partir de l'angle de l'omoplate, son tympanique élevé, la tonalité s'élève à mesure que l'on descend ; de l'autre côté à la base, son tympanique, mais plus profond ; le souffle a beaucoup diminué, il ne reste que quelques gros râles muqueux. Soir : T. 36°,8 ; P. 90 ; R. 28. Nuit tranquille : sueurs abondantes.

31 décembre. — Dixième jour : T. 36, 4 ; P. 80 ; R. 28. Expectoration claire comme hier, sonorité obscure en arrière, dans tout le côté droit, matité absolue à la base depuis l'angle de l'omoplate, le tympanisme a disparu, râles sous-crépitants à la base, et à l'angle de l'omoplate, légère expiration soufflée et légère broncho-égophonie. Convalescence parfaite.

Observation IX

(Tirée des leçons de clinique médicale de M. le professeur Peter, et empruntée à la th. de M. Floquet).

Le 31 janvier, entrait au n° 2 de la salle Sainte-Agathe, une pauvre femme de 53 ans, qui en paraissait bien 65; elle était maigre, pâle, chétive et vivait dans le plus grand dénûment, étant littéralement sans le sou. La prostration des forces était absolue; la malade, couchée sur le dos, n'en bougeait pas, sa face était altérée et d'aspect typhoïde; la joue droite était un peu plus rouge que la gauche; les lèvres étaient sèches, la langue très saburrale et tremblotante. Elle toussait et avait rejeté dans la nuit deux à trois crachats visqueux de couleur jus de pruneau. Elle était oppressée et se plaignait d'un point de côté à droite. La maladie avait débuté une huitaine de jours auparavant d'une façon brusque par des frissons suivis de vomissements. La cause en aurait été un refroidissement.

Les signes physiques étaient les suivants, au sommet droit matité dans les fosses sus et sous-épineuses avec son skodique en avant, à ce niveau, souffle intense sans crépitation et bronchophonie. A la base, au même côté, matité absolue de trois travers de doigt de hauteur.

Il n'était donc pas douteux qu'il n'y eût une pneumonie du sommet droit à la période d'hépatisation et qu'il n'y eût en même temps un peu de pleurésie. Quant à l'hépatisation était-elle grise ou allait-elle le devenir? Les crachats jus de pruneau et l'état général faisaient craindre au moins cette dernière éventualité.

En effet, indépendamment des signes extérieurs de l'état typhoïde, il y avait une diarrhée abondante avec ballonnement du ventre et gargouillement généralisé. La langue n'était pas seulement très sale, elle était, je répète à dessein, tremblotante comme dans la dothiénentérie ou les états typhoïdes. Enfin il y avait une anorexie absolue et de fréquentes nausées. Le pouls à 112-120 était dicrote, la température s'élevait à 39°,2 dans l'aisselle.

M. Peter, assez peu soucieux de la lésion pulmonaire, contre laquelle il employa quelques ventouses et un vésicatoire, résolut de traiter la maladie comme s'il avait eu affaire à une fièvre typhoïde.

Administration de 1 gr. d'ipécacuanha. La malade prit dans la journée deux pots de limonade vineuse et quelques cuillerées de bouillon, elle n'en peut avaler davantage, 5 ventouses scarifiées au sommet droit.

2 février. — La diarrhée persiste, l'état nauséeux est moindre, 10 grammes de sel de seignette.

3 février. — Augmentation de l'épanchement pleurétique, expectoration à peu près nulle. Oppression extrême, face grippée, abdominale, voix faible et plaintive. Pouls petit et dépressible à 120°, température matinale 39°,6 ; vespérale 40°,4. Ce fut la plus haute température. Deux nuits de délire. La veille julep avec 0 gr. 10 de kermès à alterner avec la potion cordiale des hôpitaux.

4 février. — Température du matin, 39°, du soir, 39°,8. Faiblesse toujours grande, persistance de l'anorexie, de la diarrhée et du ballonnement du ventre, 10 grammes de sel de seignette, très chaud sans rhum, limonade vineuse, vin de Bagnols et du lait comme nourriture.

5 février. — Fomentations émollientes sur le ventre et lavements émolients matin et soir, vésicatoire en arrière et à droite sur la poitrine. Sous l'influence du purgatif, cinq à six selles fétides. Suppression du julep kermétisé. Délire tranquille, température le matin, 39°, le soir. 39°,5.

6 février. — Température du matin, 40°, 6 gr. de sel de seignette. La diarrhée cesse le soir. Température vespérale 39°,5.

7 février. — Température du soir, 39°,2. Adynamie excessive, la langue et les lèvres sont recouvertes d'un enduit épais, croûteux et noirâtre, pouls misérable, irrégulier. Vin de Bordeaux seul la soutient.

8 février. — La plaie du vésicatoire se sphacèle et cause beaucoup de souffrance. 250 grammes de café noir, 5 grammes de sel de seignette dans la journée.

9 février. — Le matin, pouls 104 ; il n'est plus ni plein, ni irré-

gulier ; température 37°,4 ; le soir 37°,8. Crachats plus abondants, rouillés, visqueux, souffle en arrière, mais mêlé pour la première fois à des râles crépitants de retour. Amélioration parallèle du côté du ventre et de la poitrine. Fièvre presque nulle. Guérison prochaine.

10 février. — Température matinale s'élève de nouveau à 38°, et 38°,5 le soir. La langue est moins sèche et moins noire, la pointe en est rose et humide, fraîcheur et moiteur de la peau. A partir de ce moment, le mieux s'accentue de jour en jour. Température est toujours à 38°; le matin à 38°,4, 38°,1, ce n'est que le 18 qu'elle tombe le soir à 37°,6. L'appétit revient. La malade reste à l'hôpital pour sa convalescence jusqn'au 15 mars, époque à laquelle elle part pour le Vésinet.

Observation X

(Tirée des leçons de clinique médicale de M. le professeur Peter et empruntée à la th. de M. Floquet).

Une jeune femme de 25 ans, cuisinière, ressentit du 25 au 28 février, un froid inaccoutumé; le 29 la sensation de froid devint plus vive, et vers trois heures de l'après-midi, elle éprouva une syncope de dix minutes environ de durée. Revenue à elle, elle demanda à être transportée de Neuilly à Paris, chez une de ses parentes où elle arriva à six heures du soir.

Durant le trajet elle se plaignait d'un grand mal de tête en même temps qu'elle éprouvait pour la première fois un point de côté qui l'empêchait de respirer.

Un médecin appelé le lendemain prescrivit contre cette maladie, qui s'annonçait si clairement par la douleur de côté et la dyspnée, des sinapismes aux jambes, un vomitif à l'ipécacuanha et un purgatif à l'huile de ricin ; il recommanda en outre de faire suer la malade.

Malgré cette médication, le mal ne faisait que s'aggraver, la jeune femme se décida à entrer à l'hôpital le 1er février, quatrième jour de la maladie. A la visite du soir l'interne de garde constatait l'état suivant : grande prostration ; injection des pommettes, rougeur de la langue à sa pointe, tandis que sa face dorsale est couverte d'un épais enduit saburral blanc jaunâtre ; tremblement de la langue ; fièvre ardente, respiration anxieuse ; pouls à 128, temp. à 40°,2, respir. 32.

Le lendemain matin, 2 février, M. Peter constate l'existence d'une matité très dure sous la clavicule droite et perçoit un souffle dans cette région, ainsi qu'au sommet du creux axillaire. Évidemment il y a de l'hépatisation du sommet pulmonaire droit, mais la lésion est très limitée.

L'état général n'en est pas moins des plus sérieux ; fièvre très vive, température 40°,1, langue sale, diarrhée abondante, ventre ballonné ; respiration anxieuse, moins cependant que la veille, toux fréquente et expectoration nulle. 6 ventouses scarifiées au-dessous de la clavicule (ce qui fait 12 en 18 heures). Potion gommeuse avec 10 cent. de kermès ; 10 gr. de sel de seignette ; deux pots de limonade vineuse (1/3 de vin par pot) et du bouillon. Dans la journée, le malade a eu des nausées, le purgatif a produit de nombreuses garde-robes, quelques crachats visqueux, couleur reine-claude, ont été rejetés. Temp. 40°.

3 mars. — Le matin, pouls 116, temp. 40°,2, même état local et général, vésicatoire sous la clavicule. Soir, P. 120, temp. 40°,8.

4 mars. — Même état, même prescription ; 10 gr. de sel de seignette qui balaye sans fatigue l'intestin et fait cesser la diarrhée dans la nuit qui suit son administration. Temp., soir 40°.

5 mars. — La diarrhée reprend, langue toujours sale, de couleur blanc jaunâtre, ventre ballonné ; toujours du souffle au sommet et en avant, en arrière, dans les fosses sus et sous-épineuses, râles crépitants et souffle ; expectoration peu abondante de crachats caractéristiques, un peu plus rouillés. Fièvre toujours vive. Pouls à 124, temp. du matin 39°,8 ; pouls à 132 le soir, et temp. 40°,8. On cesse le kermès, fomentations émollientes et lavements émollients, lait à la discrétion de la malade.

État le même jusqu'au 8 où il s'améliore notablement, diarrhée a cessé, et la malade a bien dormi pour la première fois; toujours du souffle en avant et en arrière, mais en avant, on entend des râles crépitants de retour, cependant le pouls reste encore à 104; temp. 38°.

9 mars. — L'amélioration s'accentue davantage, les crachats sont plus abondants et spumeux, sans coloration; la nuit a été bonne, la température du matin 37°,4, celle du soir 38°,6.

10 mars. — Plus de souffle en avant, quelques râles crépitants dans les grandes inspirations; souffle en arrière, près du rachis, selles encore liquides, seulement deux en vingt-quatre heures. Pour la première fois, la malade demande à manger. La température du soir est de 37°,8, le pouls 120; la peau fraîche. A partir de ce moment on peut considérer la malade comme guérie, la fièvre cesse; les signes locaux disparaissent assez rapidement, cependant la malade est encore faible pendant huit ou dix jours. Elle se lève et quitte l'hôpital le 1er mai.

Observation XI, (inédite, personnelle).

Le nommé Aubé, âgé de 19 ans, garçon de café, entre le 12 avril 1882 à l'hôpital de la Charité, dans le service de M. le Dr Féréol, salle Saint-Ferdinand, lit n° 24. Il est à Paris depuis quelques mois, et est d'une bonne santé habituelle. Dans ces derniers temps il s'est fatigué beaucoup, et il y a quelques jours il a ressenti un frisson violent; depuis quelques jours déjà il est mal en train et a perdu ses forces : actuellement il a de la fièvre. T. du matin 39°,2; du soir 40. P. 108. Sa face est rouge, vultueuse; sa langue est sale et un peu sèche. Il éprouve une douleur dans le flanc droit. Il n'a ni taches, ni gargouillement, sa rate n'est pas grosse. Il a de la diarrhée.

A l'auscultation : on trouve du souffle dans la région moyenne du poumon droit. Les crachats sont visqueux et colorés. On est obligé de le sonder pour le faire uriner : ses urines ne contiennent pas d'albumine.

14 avril. — Il a été vivement agité toute la nuit. La diarrhée continue; son ventre est ballonné. On entend un léger skodisme sous

la clavicule droite ; les vibrations thoraciques sont augmentées ; la respiration est rude et soufflante. En arrière on entend parfaitement des râles crépitants au sommet droit, et ses crachats sont pneumoniques. Il urine après avoir été sondé. T. du matin, 39° ; du soir, 40°,4. P. 96.

15 avril. — Il a déliré toute la nuit : T. du matin, 39°,2, du soir, 39°,4, 100 P. Le ventre est ballonné et la diarrhée persiste, on ne voit toujours pas de taches rosées. On entend des râles crépitants en avant et dans tout le côté droit en arrière ; à gauche des râles de bronchite en avant. Il existe de la submatité en arrière. On est toujours obligé d'évacuer son urine avec une sonde. Traitement, potion avec vingt gouttes de teinture de digitale.

16 avril. — La nuit a été plus calme. T. du matin, 38°,4, du soir, 37°,2, P. 104. Il a eu une légère épistaxis. Le ventre est ballonné, et la diarrhée a presque disparu. On trouve comme la veille des râles crépitants. Le soir il urine sans être sondé.

17 avril. — Nuit tranquille. T. du matin, 37°,4 ; du soir, 38°,4. P. 100. Sa langue est humide avec deux petites ulcérations sur le bord gauche, semblables à des vésicules d'herpès ulcérées.

Le ventre est toujours ballonné. Il urine seul.

En avant et à droite, toujours on perçoit des râles crépitants en arrière des râles sous-crépitants. A gauche la respiration est soufflante au sommet.

18 avril. — Le ventre est encore ballonné ; on trouve toujours les ulcérations du bord gauche de la langue. T. du matin, 36°,8 ; du soir, 38°,4. On entend des râles crépitants de retour. Le malade mange un œuf.

19 avril. — T. du matin, 36°,8 ; du soir, 37°,4. P. 76. Il a eu des sueurs abondantes la nuit.

20 avril. — En avant et à droite les râles ont disparu. La respiration est soufflante. En arrière, il existe des râles sous-crépitants dans la portion moyenne ; la respiration est soufflante au sommet. Le ventre n'est plus ballonné.

21 avril. — Les ulcérations de la langue ont disparu, il n'a plus

de fièvre. Il n'a plus que quelques gros râles en arrière. La sonorité a reparu à la percussion. Le malade se lève. Il quitte l'hôpital quelques jours après, complètement rétabli.

Observation XII

Inédite, communiquée par M. Malécot, interne des hôpitaux.

Le nommé Chicot Jean, maçon, âgé de 25 ans, entre le 21 décembre 1876, salle Saint-Luc, à l'hôpital Necker, lit n° 7. Ce jeune homme est grand, bien musclé. Il est convalescent d'une variole qu'il a eue il y a 2 mois. Avant-hier soir il eut un violent point de côté, un frisson, de la fièvre.

Etat actuel. — Fièvre intense, plus de 40 hier soir. Beaucoup d'oppression, délire nocturne, grand abattement.

Sub-matité à la base en arrière avec affaiblissement considérable du murmure vésiculaire. Crachats très fortement colorés et indiquant une forte congestion : Traitement : 10 ventouses sèches à droite en arrière, 4 gr. poudre d'ipéca à prendre moitié le matin, moitié le soir. 2 pots de pectorale ; julep, 30 gr. sirop de morphine, diète.

23 décembre. — 36. R ; un peu de bruit skodique sous la clavicule droite. A la base gauche matité avec diminution du murmure vésiculaire, indiquant surtout de la congestion. Pas de souffle ni de râles crépitants. A la base droite matité. Crachats visqueux, très fortement colorés. Abattement, douleur vive à la pression dans la fosse iliaque droite. Diarrhée. Pouls sans signification, rien au cœur. Température du matin 39°,2 ; du soir 40°,4. Traitement : 30 ventouses sèches en arrière des deux côtés de la poitrine. Julep 4 gr. extrait de ratanhia. Bouillon.

24 décembre. — T. du matin 39° ; du soir 39°,8 ; P. 100 ; R. 32 ; crachats absolument pneumoniques et toux difficile ; moins de prostration. Bruit skodique sous la clavicule droite avec matité dans la moitié inférieure du poumon droit, absence presque complète de murmure vésiculaire ; mais pas de râles ni de souffle. Pas de douleurs

abdominales, ni de taches rosées lenticulaires. Moins de diarrhée. 30 ventouses sèches. Potion avec extrait de ratanhia. Julep 50 gr. eau-de-vie.

25 décembre. — T. du matin 38°,4 ; du soir 40°,6. P. 98. Toujours abattu, la douleur de côté persiste. Crachats franchement pneumoniques. Respiration toujours faible. Hier soir on entendait quelques bouffées de râles crépitants de retour dans l'aisselle, pas de souffle, un peu de broncho-égophonie. Ce matin on entend surtout des râles sibilants. La rate n'est pas grosse.

26 décembre. — T. du matin 39°,6 ; du soir 39,8 ; P. 104. Prostration extrême. Crachats toujours pneumoniques. Gargouillement et douleur dans la fosse iliaque droite, mais absence de taches. Hier deux selles diarrhéiques. Dans la partie la plus externe de la fosse sous-épineuse droite léger souffle, et dans la partie externe foyer de râles crépitants humides. Râles sibilants et muqueux généralisés. Broncho-égophonie.

30 ventouses sèches ; potion avec 50 gr. d'eau-de-vie.

27 décembre. — T. 39°,6 ; du soir 39°,4 ; P. 102. Toujours prostré. Les battements du cœur sont faibles, mais non altérés. Souffle manifeste dans la fosse sous-épineuse droite. On entend moins de râles.

Vésicatoire dans la fosse sous-épineuse.

28 décembre. — T. du matin 39° ; du soir 40° ; La prostration persiste. Une seule selle non liquide dans la journée. On doit abandonner le diagnostic de fièvre continue. L'état local ne s'aggrave point et l'état général s'améliore.

29 décembre. — T. du matin 38°,8 ; P. 86. Il est moins abattu. On entend toujours des râles crépitants dans la fosse sous-épineuse.

30 décembre. — T. du matin 38°,6 ; P. 76 ; R. 36. Il est encore prostré. Des râles sous-crépitants abondants sont entendus dans toute la poitrine avec prédominance au sommet droit. Il n'a pas de diarrhée ni gargouillement.

31 décembre. — La température est normale. Il existe toujours des râles sous-crépitants disséminés.

1er janvier 1877. — Moins abattu, il conserve cependant un certain degré d'hébétude : quelques ronchus disséminés.

2 janvier. — L'état général est meilleur ; malgré l'existence de râles sous-crépitants disséminés.

7 janvier. — L'état général est excellent. Comme signe local, on ne trouve plus qu'un peu de faiblesse du murmure vésiculaire et de la submatité dans le tiers du poumon droit en arrière et un léger souffle dans la fosse sous-épineuse. Il part pour Vincennes, guéri, le 10 janvier.

OBSERVATIONS DE PNEUMONIES LOBAIRES

SURVENUES AU DÉBUT DE LA FIÈVRE TYPHOIDE.

Observation I

Communiquée par M. le Dr Lucas-Championnière et tirée de la thèse de M. de Marignac.

Bergonneau, 18 ans, entre le 28 dans le service de M. le professeur Jaccoud à l'hôpital de Lariboisière. B..., est alité depuis quatre ou cinq jours.

28 avril au soir. — Maux de tête, épistaxis, diarrhée, gargouillement dans la fosse iliaque droite. Congestion pulmonaire. Matité, souffle, râles crépitants en bas, en arrière et à gauche.

Le 29. — Signes manifestes d'une pneumonie du lobe inférieur gauche. Pour le diagnostic, l'on hésite entre une fièvre typhoïde compliquée de pneumonie et une pneumonie à forme typhoïde, l'on penche pour le premier.

Vésicatoire, potion cordiale avec extrait de quinquina.

Le 3 avril. — Souffle intense étendu à tout le poumon gauche.

Le 1er mai. — Taches rosées, sudamina.

Mort le 8 mai, dans la prostration vers le quinzième jour de la maladie.

Température axillaire.

	Matin	Soir
29 avril	39°,4	40°,8
30 —	39°,7	40°,2
1er mai	38°,7	40°,1
2 —	40°	40°,5
3 —	40°	40°
4 —	39°,2	40°,8
5 —	40°,1	40°,6
6 —	40°	40°,2
7 —	39°,6	40°,4
8 —	39°,8	

Autopsie. — Intestins : gonflement des plaques de Peyer, mais sans ulcération.

Hyperémie et ulcération de plusieurs follicules clos, dans toute la moitié terminale de l'iléon.

Ganglions mésentériques, tuméfiés, ramollis. Rate doublée de volume, ramollie. Poumons : hépatisation manifeste (grise) de tout le lobe inférieur du poumon gauche.

Observation II

(Publiée par M. Ed. Raynaud. *Bulletin de la Société anatomique*, 1837, résumée et tirée de la thèse de M. de Marignac).

X.., garçon boulanger, 19 ans, entré le 27 avril 1837, à l'hôpital de la Pitié, salle Saint-Léon. X... est de constitution robuste, à Paris depuis deux ans. Depuis quinze jours, il ressent du malaise, de l'inappétence, des douleurs abdominales, puis des coliques. Dans les derniers jours il a toussé, a ressenti un peu de gène de la respiration et a rendu des crachats sanguinolents.

28 avril. — Malade abattu, langue large et couverte d'un enduit grisâtre. Toux fréquente et crachats rouillés. Matité et râle crépitant à la partie inférieure et postérieure du poumon gauche.

1er mai. — Agitation, délire. Rate médiocrement volumineuse, face hébétée, douleurs abdominales augmentant par la pression, plusieurs selles diarrhéiques.

Le 3. — Matité de la partie inférieure et postérieure de la poitrine ; on n'entend pas la respiration. Mort pendant la nuit.

Autopsie. — Le lobe supérieur du poumon gauche n'offre rien de particulier ; son bord postérieur présente un peu d'engorgement. Le lobe inféreur est dans toute son étendue à l'état d'hépatisation rouge.

Le lobe supérieur du poumon droit est sain, les lobes moyens et inférieurs sont engorgés dans toute leur étendue.

Abdomen. — Les intestins sont distendus par des gaz. Le cinquième inférieur de l'intestin grêle présente un développement considérable des glandes de Brunner. Les plaques de Peyer paraissent tuméfiées, rouges ; quelques-unes, les plus inférieures, sont dans un état voisin de l'ulcération.

En outre, perforation stomacale et péritonite.

Observation III

(Observation du Dr Maraud, tirée de la thèse de Castex, th. de Paris, 1879-60, et empruntée à la thèse de M. de Marignac).

R..., 21 ans, soldat, entré au Gros-Caillou le 8 février 1879. Cet homme a été pris le 4 février d'un violent frisson, avec tremblemen des membres et claquement des dents, qui dura plus d'une heure. Le lendemain point de côté à gauche sous le mamelon, puis toux avec crachats dont le malade ne sait pas indiquer le caractère. Le troisième jour seulement, vomissements et diarrhée, qui se calment facilement.

État à l'entrée : dyspnée très accentuée, peu de toux, expectoration muqueuse, point de côté sous le mamelon gauche. Face animée, agitation, inquiétude ; langue couverte d'un enduit grisâtre, un peu sèche. Il n'y a plus de vomissements ni de diarrhée. Léger ballonnement du ventre, sans douleur, ni spontanée, ni provoquée. Pas de taches rosées.

Peau très chaude, pouls 110. T. A. soir 40°,2.

A l'auscultation, râles sibilants et ronflants dans tout le poumon droit. Souffle tubaire avec bronchophonie, manifeste surtout à l'angle inférieur de l'omoplate gauche, mais s'entendant aussi en dessous. A la percussion, matité dans la moitié inférieure et postérieure du poumon gauche, absence d'élasticité, ce qui fait penser qu'une pleurésie avec épanchement s'ajoute à l'hépatisation pulmonaire. Pas de déviation du cœur.

9 février. — Même état général, beaucoup d'inquiétude, pouls toujours fréquent. Le souffle s'entend aujourd'hui, plus haut, le long de la gouttière vertébrale; la dyspnée a augmenté (vésicatoire, digitale) T. A. matin 39°,6, soir 40°.

Le 11. — L'asphyxie progresse ; mort à 8 heures du matin.

Autopsie. — Adhérences du poumon gauche avec la paroi thoracique ; fausses membranes molles, surtout en arrière, dans la gouttière vertébrale et dans le sillon interlobulaire. Le poumon gauche est volumineux ; le lobe inférieur n'est plus qu'une masse compacte, ne crépitant plus sous le doigt, tombant lourdement au fond de l'eau ; présentant à la coupe une surface grisâtre, d'où le râclage fait sourdre du pus. Congestion de la base du poumon droit, bronchite dans le reste des poumons. L'incision du péricarde donne issue à 200 gr. environ de liquide citrin, cœur petit et flasque.

Foie gras, gorgé de sang noirâtre et poisseux. Rate volumineuse, friable. Ganglions mésentériques hypertrophiés, mais non ramollis. Reins normaux.

Intestins tympanisés et ne contenant pas de matières stercorales, 9 ou 10 plaques de Peyer de la seconde moitié de l'iléon hypertrophiées ; quelques-unes sont longues de 2 ou 3 centimètres et larges de 8 à 10 millimètres, toutes blanches, grisâtres et peu saillantes. Follicules clos, isolés et augmentés de volume, formant un semis très-abondant surtout autour de la valvule iléo-cœcale. Pas d'ulcérations, ni même de nécrose à la surface des plaques.

Rien dans le gros intestin. Méninges crâniennes congestionnées.

Observation IV

(Tirée de Griesinger. Maladies infectieuses, traduit par Vallin, Paris, 1877, et empruntée à la thèse de M. de Marignac).

Une fille de 15 ans mourut au 9e jour d'une fièvre typhoïde. Elle offrait une augmentation considérable de la rate, ce viscère était turgescent, mou et ramolli ; beaucoup de glandes mésentériques présentaient une tuméfaction récente et de couleur violet clair ; les glandes de Peyer étaient légèrement tuméfiées, d'un rouge foncé ou grisâtre, un peu réticulées, sur une plaque, il y avait une perte de substance de la grosseur d'une tête d'épingle.

Dans les deux poumons on trouva une hépatisation d'un rouge brun, un peu molle, occupant toute la partie inférieure des deux poumons et une partie du lobe supérieur gauche. L'aspect de la rate et des glandes mésentériques ne permit pas d'admettre qu'il ne s'agît d'une pneumonie double ordinaire.

Observation V

(Publiée par M. le professeur Lépine, *Revue mensuelle de méd. et de chir.*, 1878. Résumée et empruntée à la thèse de M. de Marignac).

F. B..., né à Lyon, 15 ans, apprenti imprimeur, entré le 4 juin 1878. Apparence chétive, cependant santé habituellement bonne. D'après la mère, B..., serait mal à son aise depuis une semaine ; perte d'appétit, céphalalgie, sommeil agité. Depuis deux jours, aggravation de la lassitude, quintes de toux la nuit, depuis hier, douleurs dans les jambes, vertiges. Pas d'épistaxis.

4 juin. — Subdelirium loquace, face rouge, yeux injectés, peau chaude et sèche, céphalalgie frontale. Le malade ne peut rester assis seul sur son lit.

Percussion. — Matité dans la fosss sus-épineuse droite, ainsi que dans l'aisselle. Auscultation : souffle tubaire aux deux temps, quelques râles crépitants ; au même niveau, vibrations thoraciques exagérées et retentissement de la voix. Expectoration visqueuse, peu abondante.

Le 5. — Diminution des signes stéthoscopiques, la matité a disparu ; à l'auscultation, un peu de souffle expiratoire sous la clavicule et dans l'aisselle, râles vibrants, petite toux sèche, même expectoration. Aggravation de l'état général, délire très loquace, agitation. Pupilles étroites. Abdomen ni tendu, ni ballonné, douloureux à la pression, pas de taches, diarrhée jaune, un peu d'albumine dans les urines. Commencement de bains froids répétés.

Le 6. — Diminution du délire ; langue rouge sur les bords, face pâle, cyanotique. Pas de taches rosées, un peu de diarrhée. Ventre douloureux. Dans la fosse sus-épineuse droite, submatité légère, souffle aux deux temps non tubaires ; pas de râles crépitants. Sous la clavicule, matité, souffle intense ; gros râles sous-crépitants.

Le 7. — Pas de délire. Sous la clavicule droite diminution de la matité, presque plus de souffle et de râle. Dans l'aisselle souffle tubaire aux deux temps. En arrière matité et râles crépitants, crachats pneumoniques manifestes.

Le 8. — État local le même que la veille. — Petite toux et expectoration pneumonique. — Deux selles diarrhéiques, facies abattu.

Le 9. — Somnolence. — Dans l'aisselle matité et souffle ; dans la fosse épineuse droite, respiration un peu rude ; langue un peu sèche.

Le 10. — Facies excellent. — Dans l'aisselle droite matité, souffle et gros râles crépitants. — Pas de crachats.

Le 11. — Seulement encore un peu de matité et de respiration soufflante. Diarrhée. — La veille le malade a mangé.

Le 13. — Encore un peu de respiration soufflante dans l'aisselle. Urine pâle et abondante.

Du 12 au 21. — Rien, température variant entre 37°,3 et 38° le matin et le soir.

Le 21. — Murmure respiratoire très pur au sommet droit.

Température normale depuis le 23 juin.

Observation VI

(Tirée des cliniques de Chomel obs. 43 et empruntée à la thèse de M. de Marignac).

M..., 25 ans, boulanger à Paris depuis un an, s'enrhumant facilement ; il y a quatre jours il avait été pris subitement d'un point de côté, avec frisson, puis il a eu de la fièvre et a été obligé de prendre le lit. Il entre le 10 décembre 1830 à l'hôpital.

Le cinquième jour de la maladie il présente un état fébrile peu développé, une vive douleur sous le mamelon gauche, en bas et en arrière du même côté de la crépitation et de la matité. Les crachats sont adhérents au vase. Saignée.

Le douzième jour l'on voit survenir de la diarrhée, du météorisme et de la douleur dans la fosse iliaque droite. Sécheresse de la langue ; augmentation de la toux et de la dyspnée.

La prostration va en augmentant jusqu'au dix-neuvième jour où la mort survient.

A l'autopsie l'on trouve une hépatisation rouge complète, tendant à passer à la suppuration, de tout le lobe inférieur du poumon gauche. Dans toute la longueur de l'iléon huit à douze plaques elliptiques, bien dessinées, saillantes sur la muqueuse ; quelques-uns sont rouges, d'autres grisâtres ou blanchâtres, pas d'aspect gaufré ; mais toutes sont couvertes d'un réseau à larges mailles et si ramolli qu'on l'enlève facilement avec le doigt. La plus rapprochée du cœur offre un commencement d'ulcération. Ganglions mésentériques gonflés, rouges et ramollis. Rate triplée de volume.

Observation VII

(Publiée par Heitler, *in Deutsche. Arch. f. klin. méd.* 1874 et empruntée à la th. de M. de Marignac).

Homme de 22 ans, entré à l'hôpital le 4 juin, malade depuis deux jours. Cet homme a des douleurs dans la poitrine ; à l'examen on trouve une pneumonie de la base droite, qui évolue normalement. Dès le 13 juin, la température est normale (37) mais le pouls reste toujours entre 100 et 110. Ce n'est que le 22 que l'on ne trouve plus de différences à l'auscultation entre les deux poumons. Le 23, élévation nouvelle de la température jusqu'au 1er juillet où la mort survient.

A l'autopsie gonflement des plaques de Peyer et des follicules isolés dans la dernière portion de l'iléon, des glandes mésentériques et de la rate. Un peu d'hyperémie pulmonaire, légèrement plus marquée à la base droite.

Nulle part de trace d'ulcérations cicatrisées dans l'intestin.

Observation VIII

Recueillie dans le *Lyon médical*, 31 décembre 1882, publiée par M. le professeur Lépine.

Il s'agit d'un enfant de 15 ans, de la Creuse, mal nourri, maçon, arrivé à Lyon depuis peu de mois, qui, le 30 octobre étant en sueur, but un verre d'eau froide. Le lendemain il eut des frissons, de l'oppression et de la toux ; huit jours après, il entrait dans mon service où l'on constatait un état adynamique, une fièvre intense (4°,4c.) et les signes physiques d'une pneumonie de la partie moyenne du poumon gauche ; souffle tubaire type, exagération des vibrations thoraciques, crachats visqueux, mais non colorés ; point de signes locaux de fièvre typhoïde, pas de diarrhée, pas de gargouillement dans la fosse iliaque droite. Ces derniers symptômes ne sont survenus que deux jours plus tard ; de plus, le 6 novembre et mieux le 7 (8e et 9e jour de la maladie), on constatait des taches rosées sur l'abdomen.

En même temps, l'hyperpyrexie augmentait. Pour y remédier, les bains froids ont été employés avec persistance, et conformément aux errements en usage à l'Hôtel-Dieu de Lyon.

Le 14 novembre, la pneumonie s'est résolue ; mais la défervescence n'a pas eu lieu, et les bains froids ont dû être continués avec la même rigueur, d'autant plus qu'à plusieurs reprises se sont montrés des accidents nerveux des plus graves sur lesquels je ne veux pas m'arrêter ici. Inutile de dire que la diarrhée a persisté avec une grande ténacité.

C'est seulement à la fin de novembre que la température, s'abaissant définitivement, a permis de renoncer à l'emploi des bains froids. Malheureusement, depuis plusieurs jours s'était déjà déclaré un état de marasme progressif des plus inquiétants, l'enfant refusait de manger et se dénourrissait de jour en jour; les eschares faisaient des progrès ; il y avait de l'œdème des membres inférieurs ; l'intelligence était devenue des plus obtuses ; la mort est arrivée dans cet état.

A l'autopsie, nous avons trouvé contrairement à ce que nous avons constaté pendant la vie, que la pneumonie du côté gauche était parfaitement résolue; le poumon était perméable comme à l'état normal à l'endroit où avaient existé les signes de la pneumonie.

Du côté de l'abdomen, les ganglions mésentériques étaient notablement augmentés de volume, un peu mous et de couleur violacée; la rate était aussi un peu grosse, et les muscles droits de l'abdomen présentaient à l'œil nu l'altération de Zenker.

L'intestin lui-même n'était que peu altéré, et la lésion consistait en une psorentérie occupant la dernière moitié de l'iléon et en deux plaques de congestion à quelques centimètres de la valvule iléo-cœcale; ces plaques étaient beaucoup plus larges que les plaques de Peyer qu'on distinguait parfaitement et qui n'étaient pas tuméfiées, mais présentaient l'aspect de la barbe récemment faite.

Les reins n'étaient que peu malades, et les autres organes n'offraient rien de particulier.

Observation IX

Recueillie dans (le *Lyon médical*, 24 décembre 1882) et publiée par le docteur M. Lannois.

R..., 22 ans, soldat de 2e classe au 140e de ligne, entré le 2 août 1881 dans le service de M. Labrevoit, salle 18, lit 10. C'est un homme fort et vigoureux, cultivateur, n'ayant jamais été malade. Il est dans un état d'hébétude assez marqué et donne difficilement quelques renseignements. Il est malade depuis quatre jours et a éprouvé au début une grande faiblesse avec céphalalgie et envie de vomir ; il n'a pas saigné du nez. Insomnie complète. Actuellement, la face est rouge et congestionnée, la langue blanche et rouge sur les bords, l'appétit nul. Le ventre est ballonné, il a de la diarrhée, du gargouillement et de la douleur dans la fosse iliaque droite. Il n'accuse aucune autre douleur.

Le nombre des entrants étant ce jour là considérable, on n'eut pas le temps de l'examiner plus sérieusement à la visite du soir, le diagnostic ne semble d'ailleurs pas douteux, et on l'inscrit sur le cahier avec la mention : Fièvre typhoïde, température du soir, 39°,3.

Diète, limonade tartrique, potion avec 0 gr. 50, acide phénique et lavement à 1 gramme.

3 août. — Le malade est dans le même état ; il n'a pas dormi et la stupeur n'a fait que s'accuser ; de plus, il tousse, et l'auscultation révèle une vaste pneumonie occupant presque toute l'étendue du poumon.

Souffle rude et tubaire jusqu'au niveau de la partie moyenne de l'omoplate, bouffées de râles crépitants fins. Le sommet respire bien, mais la respiration est un peu puérile ; il y a de l'exagération de la sonorité, un skodisme léger, sous la clavicule.

Tout le reste du poumon, sauf la fosse sus-épineuse, est absolument mat, les vibrations thoraciques sont augmentées, mais pas beaucoup; pas de point de côté. Rien au cœur. Même état de l'abdomen; la diarrhée a cessé : lavement purgatif. Le diagnostic est modifié, et l'on porte : pneumonie franche avec symptômes typhoïdes. Continuation de l'acide phénique ; six ventouses scarifiées, vin de quinquina. Température : matin, 38°,7 ; du soir, 39°.

4 août. — L'état s'aggrave ; le souffle monte plus haut, et la partie la plus élevée du sommet est seule à respirer; outre les signes physiques de la veille, frottements assez prononcés. Les crachats qu'on n'avait pu voir la veille sont caractéristiques.

Cependant on discute encore le diagnostic, car la langue a de la tendance à devenir sèche et fuligineuse, il y a de la diarrhée, du ballonnement du ventre et de la douleur à la pression dans la fosse iliaque. Pas de taches. La rate est volumineuse. Le facies est plutôt celui d'un typhique. Aussi trouvons-nous inscrit au cahier comme dernier diagnostic : pneumonie droite typhoïde. Température du matin, 39°,4 ; du soir, 37°,4.

Même médication, vin de Banyuls 200 gr., ventouses sèches.

5 août. — A la visite du matin, le malade est asphyxiant, et, malgré des applications successives de ventouses et de sinapismes, il succombe à dix heures du matin. Température à huit heures et demie 38°,7.

Autopsie, 22 heures après la mort. — Corps bien musclé, non émacié. Ballonnement excessif de l'abdomen.

On trouve le poumon droit uni à la plèvre par des fausses membranes à peines organisées et peu adhérentes ; les lobes sont également agglutinés par cet exsudat. Tout le poumon est transformé en un bloc compacte par la pneumonie qui est arrivée à la période d'hépatisation rouge. Coupe homogène, d'aspect chagriné. Seul le sommet est indemne et crépite ; il est légèrement emphysémateux.

L'autre est sain et n'offre qu'un peu de congestion dans son lobe inférieur, qui cependant crépite encore et surnage.

Le cœur est mou et flasque, et ne renferme pas de caillots, mais un sang noir et diffluent.

L'intestin grêle présente à sa partie inférieure huit ou dix plaques de Peyer hypertrophiées, faisant une saillie de 3 ou 4 millimètres au-dessus de la muqueuse, d'aspect rosé, sans aucun point ulcéré.

Outre ces grandes plaques, on en trouve quelques-unes plus petites et en même temps une psorentérie assez abondante et s'étendant un peu dans le cœcum.

Ganglions mésentériques volumineux. La rate est hypertrophiée, son tissu est mou et se déchire facilement.

Rien de spécial au foie ; la vésicule est saine. Les reins sont très-volumineux et pèsent 570 grammes ensemble. Ils sont très congestionnés et la substance corticale est pâle.

Rien dans les méninges ni dans le cerveau.

Examen microscopique du poumon. — Il a été pratiqué dans le laboratoire de M. le professeur Pierret sur de petits fragments de poumon durcis dans l'alcool et la gomme. Sur des coupes colorées à l'éosine hématoxylique on voit un abondant exsudat dans l'intérieur des alvéoles : il est formé de fibrine à l'état fibrillaire (colorée en rose pâle) constituant un réseau dans les mailles duquel sont englobées de nombreuses cellules colorées en violet ; dans certains points la fibrine se présente sous forme granuleuse. La fibrine fibrillaire se voit encore mieux sur des coupes colorées en vert de méthylamine qui donne aux noyaux une belle teinte verte et laisse la fibrine non colorée et réfringente. Sur ces préparations les vaisseaux inter-alvéolaires apparaissent contournés et gonflés de globules rouges. Les globules rouges sont fort peu nombreux dans l'exsudat, sur les parois de plusieurs alvéoles on voit nettement les noyaux des cellules endothéliales.

Observation X

Communiquée par M. Fournier, externe des hôpitaux (inédite).

Le nommé Jacob, âgé de 19 ans, journalier, entre le 9 août 1880 à l'hôpital Lariboisière, dans le service de M. le Dr Huchard, salle Saint-Jérôme, lit n° 4. Il a été pris d'un violent frison le 6 août, puis il ressentit un point très douloureux du côté droit de la poitrine. Il avait une céphalalgie intense et de la toux, le 8 août il eut des vomissements.

9 août. — Il est très oppressé, ses mouvements respiratoires sont rapides. La peau est chaude et donne à la main une sensation de chaleur mordicante. Les phénomènes asphyxiques sont manifestes. T. du matin, 39°.

10 août. — Il a eu la nuit un délire violent, actuellement l'agitation est considérable. La peau est très chaude, la dyspnée est très marquée. A l'examen de la poitrine, on trouve les phénomènes suivants : à droite, et en arrière de la matité dans les deux tiers inférieurs de la poitrine. Du souffle, de la broncho-égophonie, des râles crépitants en abondance dans la partie moyenne. A gauche : rien d'anormal. Crachats rouillés. T. du matin, 39°,2 ; P. 106.

On porte le diagnostic de pneumonie ayant envahi les deux lobes inférieurs du poumon droit.

Saignée de 300 gr., ventouses sèches et potion calmante.

12 août. — L'hépatisation persiste. La température est très élevée.

15 août. — On entend des râles sous-crépitants en grand nombre dans la moitié inférieure du poumon droit. Quelques râles sous-crépitants existent aussi à gauche. Il n'existe plus de fièvre.

19 août. — L'état général continue à être bon ; quoiqu'on trouve toujours à droite des râles sous-crépitants.

26 août. — Il a eu une épistaxis hier, le ventre est ballonné, il existe de la douleur et du gargouillement dans la fasse iliaque ; on pense à une fièvre continue.

Extrait de quinquina 4 grammes.

27 août. — Le malade présente de la bouffissure de la face, des paupières. Toujours des râles dans la poitrine.

29 ooût. — Epistaxis très abondante.

30 août. — La rate est augmentée. Le ventre est toujours ballonné ; a eu plusieurs selles diarrhéiques. Les râles sous-crépitants persistent dans la poitrine à droite. La température est élevée. Sulfate de quinine 0,40.

6 septembre. — On constate toujours des râles sous-crépitants disséminés des deux côtés de la poitrine.

Toujours de la diarrhée ; l'hébétude du malade est manifeste. T. du matin 40 ; P. 100.

10 septembre. — L'état général est meilleur, on n'entend plus que quelques râles sous-crépitants disséminés.

15 septembre. — Il commence à manger un peu de viande, il est en pleine période de convalescence. Le 22 septembre il sort de l'hôpital complètement rétabli.

CHAPITRE III

RÉFLEXIONS

Après avoir fait une étude rapide et peut-être imparfaite des deux maladies que nous avons en vue, il serait intéressant de voir s'il n'existerait pas entre elles des relations intimes.

Pour tous les auteurs qui ont étudié la pneumonie à forme typhoïde, il est avéré que cette forme de la maladie est due à l'existence d'un miasme organisé ou organique, dont la nature jusqu'ici est inconnue. De plus on peut la considérer comme une maladie infectieuse et contagieuse, pouvant apparaître sous forme d'épidémies ou à l'état sporadique.

La pneumonie du début de la fièvre typhoïde est vraisemblablement aussi de nature miasmatique, à moins toutefois qu'on ne la considère comme une pure coïncidence avec la fièvre continue. M. le professeur Lépine, dans ses deux observations, tout en avouant que les lésions ne sont pas absolument caractéristiques de la fièvre typhoïde, ne croit pas cependant devoir s'arrêter à cette objection : « l'histoire clinique, dit-il, est évidemment celle d'une fièvre typhoïde, et l'on trouve dans les auteurs classiques quelques cas où la dothiénentérie ne s'accompagnait pas de lésions plus considérables. Mais on pourrait plutôt contester la nature typhique de la pneumonie et la considérer comme une simple coïncidence du début de la maladie. Cette opinion ne me paraît point fondée, car si on l'admet, on comprend mal qu'une fièvre typhoïde n'ait provoqué que si peu de lésions intestinales. Toute difficulté cesse au contraire, si on accepte que le miasme typhique a tout d'abord produit des lésions dans le poumon, puis dans l'intestin ; telle est, selon moi, l'interprétation la plus rationnelle. »

Comment faut-il considérer cette pneumonie ? est-ce une simple complication, ou bien faut-il voir, dans cette lésion pulmonaire, une altération causée par le poison typhique lui-même ? Il n'est pas facile de se prononcer devant un problème aussi délicat : nous nous contenterons de citer l'opinion de M. le professeur Potain qui dit que ce sont là « de véritables pneumonies corticales qui débutent et évoluent à la façon d'inflammations simples et primitives et marquent cependant l'invasion de la dothiénentérie. » M. le Dr Dreyfus-Brissac dans un article publié dans la *Gazette hebdomadaire* du 26 août 1881 s'exprime ainsi ; « la détermination typhique peut se faire dès le premier jour sur le poumon, comme elle se fait beaucoup plus souvent ailleurs ; sur les amygdales pour donner lieu à ces angines insidieuses qui précèdent parfois d'un septenaire les manifestations plus nettes de l'intoxication générale. »

Maintenant, si nous essayons de vouloir établir les relations qui pourraient unir la pneumonie à forme typhoïde, et celle du début de la dothiénentérie, nous serons encore bien embarrassé.

L'observation de Chomel, celle de M. Fournier, où la fièvre typhoïde survient au septième ou au huitième jour, *et où, paraît-il*, la maladie typhique n'existait pas, quand la pneumonie a commencé, pourraient plaider en faveur des auteurs, tels que le docteur Barella de Bruxelles, qui pensent que beaucoup de pneumonies sont produites par le poison typhique lui-même, et constituent une détermination pulmonaire de l'intoxication typhique.

M. le professeur Lépine, dans son article : pneumonie, du nouveau dictionnaire de médecine et de chirurgie s'exprime ainsi à ce sujet : « on ne peut mettre en doute, dit-il, qu'il n'existe une grande analogie entre la cause de ces pneumonies, nées sous l'influence d'une constitution médicale, et le miasme typhique ; mais il n'y a pas, je crois, identité. »

M. le docteur Humbert Mollière de Lyon, dans un article du *Lyon Médical* 1881, T. 38, page 64 ; exprime ainsi son opinion : « Force est bien d'admettre la nature infectieuse et zymotique de certaines pneumonies qui sont toujours accompagnées de phénomènes ataxo-adynamiques, et qui donnent naissance parfois, comme on l'a observé, en Allemagne, à de véritables foyers épidémiques. Il s'agit là probablement de principes morbides inconnus, voisins de celui de la fièvre typhoïde, mais différents quant à leur nature.

« On nous objectera sans doute qu'on a vu quelquefois des pneumonies de ce genre évoluer tout à côté de fièvres typhoïdes des mieux caractérisées, voire même présenter plusieurs des symptômes les plus importants de cette affection ! Nous n'en persisterons pas moins, tout en reconnaissant les analogies, à nier l'identité absolue de nature des deux processus. De telle sorte qu'on n'est nullement autorisé à admettre que le poison typhique puisse agir exclusivement sur les poumons, tout en respectant les autres viscères.

« Jusqu'à plus ample informé, nous n'avons pas à étendre le domaine de la dothiénentérie jadis si bien délimité. Les pneumonies typhoïdes primitives sporadiques ou épidémiques seront maintenues dans un cadre provisoire, tout à côté de ces fièvres putrides et adynamiques dans lesquelles on ne trouve pas d'altérations des plaques de Peyer, bien que les malades aient présenté tous les symptômes d'une fièvre typhoïde ordinaire. »

Cette question restera donc encore longtemps en litige. On pourra peut-être un jour, à l'aide du microscope, trancher cette question épineuse, lorsqu'on aura bien montré que le microbe de la fièvre typhoïde est le même que celui de la pneumonie à forme typhoïde.

Nos observations toutefois montrent clairement que l'une et l'autre maladie présentent dans les huit premiers jours, quelquefois pendant toute leur durée, une symptomatologie bien ressemblante.

La prostration, les fuliginosités de la bouche, les vertiges, les épistaxis, symptômes que nous avons rencontrés assez fréquemment dans nos observations, n'attirent pas l'attention sur la cage thoracique, si nous ajoutons que le point de côté de la pneumonie à forme typhoïde est plus ou moins diffus, que la dyspnée et la toux peuvent être peu marquées. Dans la pneumonie typhoïde le ventre est quelquefois ballonné, on peut constater aussi des gargouillements dans la fosse iliaque ; les taches rosées lenticulaires font presque toujours défaut.

Quoi qu'il en soit, le diagnostic dans la plupart de nos cas de pneumonies infectieuses, a été assez hésitant. Souvent il n'a été tranché d'une façon catégorique qu'au bout d'un certain temps. Il est évident que lorsqu'on voit le thermomètre atteindre la normale, au bout de 10 jours, il sera difficile d'admettre une dothiénentérie. Ce diagnostic est donc souvent impossible dans les premiers jours : tel n'est cependant pas l'avis de Liebermeister (abdominal-typhus, *in Ziemssen Handbrüch*, 1876) qui dit : « Lorsque la pneumonie lobaire survient tout à fait au début de la fièvre typhoïde, il est quelquefois difficile de distinguer si l'on a affaire à une pneumonie idiopathique, ou si la pneumonie est secondaire, et si l'on se trouve alors, devant un typhus abdominal. Ces cas forment une partie de ceux que l'on a décrits sous le nom de pneumo-typhus. Mais le plus souvent l'on a donné ce nom à des pneumonies idiopathiques, arthéniques, accompagnées de phénomènes typhiques, mais qui n'ont rien à faire avec le typhus abdominal, et qui ne donnent point de difficulté de diagnostic à un observateur exact. »

Une des observations de pneumonie du début de la fièvre typhoïde, (celle du docteur Lannois) nous a semblé bien intéressante à tous les points de vue. Nous voyons dans ce cas, pendant les trois jours de durée de la maladie, que le diagnostic a été modifié trois fois. On a successivement porté les diagnostics suivants : fièvre typhoïde ; pneumonie avec symptômes typhoïdes ; enfin pneumonie typhoïde. L'autopsie permettait de constater une pneumonie arrivée à la période d'hépatisation rouge, et les lésions des plaques de Peyer caractéristiques de la fièvre typhoïde.

L'examen microscopique du poumon a été pratiqué dans le laboratoire de M. le professeur Pierret. L'exsudat contenu dans l'intérieur des alvéoles était fibrineux. M. le docteur Lannois fait remarquer que c'est une des rares observations de ce genre, où l'examen microscopique du poumon a été fait. On peut donc affirmer que l'inflammation franche du poumon se rencontre quelquefois dans la dothiénenterie.

Enfin, pour nous résumer, nous avons vu que deux opinions sont en présence : la première admet que la pneumonie n'est qu'une simple complication de la fièvre typhoïde. L'autre cherche un rapport entre la lésion pulmonaire et le poison typhique. Chez ces derniers il existe quelques divergences ; les uns affirment une acte direct du poison typhique sur les poumons et semblent admettre la possibilité de pneumonies de nature typhique, sans lésions intestinales, alternant au point de vue épidémique avec des fièvres typhoïdes bien caractérisées. Les autres, tels que le professeur Lépine, se contentent d'établir une comparaison entre certaines pneumonies à forme typhoïde, et les fièvres continues qui peuvent se compliquer ou débuter par une pneumonie lobaire, mais se gardent bien de conclure à l'identité de nature. Ne pouvant que rapporter les diverses opinions des auteurs sur ce sujet, nous poserons toutefois les conclusions suivantes, énoncées au cours de notre thèse : La pneumonie à forme typhoïde présente des symptômes analogues à ceux d'une fièvre continue. Il est très difficile de ne pas confondre dans les premiers jours, une pneumonie typhoïde avec la dothiénentérie, et à plus forte raison de différencier une pneumonie infectieuse, d'une pneumonie lobaire du début de la fièvre typhoïde.

INDEX BIBLIOGRAPHIQUE

Ch. Floquet. — De la pneumonie typhoïde ; thèse de Paris, 1879.

E. Gallisart de Marignac. — Contribution à l'étude clinique de la pneumonie lobaire survenant dans le cours de la fièvre typhoïde. Thèse de Paris, 1881.

Lépine. — Article pneumonie, 1880 ; dictionnaire de médecine et de chirurgie pratique.

Homolle. — Revue des sciences médicales ; T. 10.

H. Mollière. — *Lyon médical* 1881, tome 38, page 64.

Dreyfus-Brissac. — *Gazette hebdomadaire* ; n° du 26 août 1881.

Lépine. — *Lyon médical* ; décembre 1882.

Lannois. — *Lyon médical* ; décembre 1882.

Imprimerie A. Derenne, Mayenne. — Paris, boulevard Saint-Michel, 52.

www.ingramcontent.com/pod-product-compliance
Lightning Source LLC
LaVergne TN
LVHW011958160826
845678LV00002B/605